Future

partners

in

crime

♡

Bienvenidos a

Nuestros Retos en Pareja !

Este libro tiene como objetivo salpicar vuestra relación amorosa con un toque de romanticismo, complicidad y magia gracias a 100 retos únicos.

¿Besaros durante un paseo bajo la lluvia o resistir a la deliciosa "tortura amorosa"? ¿Hacer una cata a ciegas o pasar una velada completamente a la luz de las velas?

Descubrid juntos nuevas actividades y haced crecer vuestra relación. Sentíos únicos en los ojos del otro y romped la rutina. Cometed locuras juntos y divertiros como niños. Capturad todos esos momentos y guardadlos para siempre en vuestro precioso libro gracias a un espacio dedicado a las fotos* frente a cada reto.

Bukowski decía: «Algunas personas no se vuelven locas nunca. Qué vida tan terriblemente aburrida deben llevar.» Así que sed raros en medio de los normales, estad locamente enamorados en medio de los sensatos.

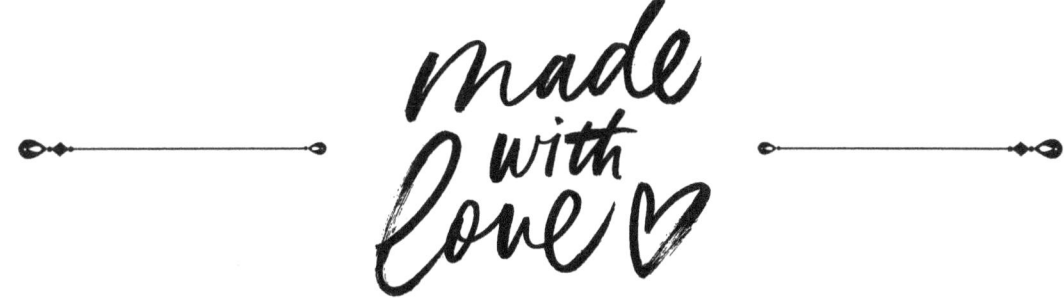

*Si algunas aventuras os parecen demasiado íntimas para ser fotografiadas, dejad volar vuestra imaginación para simbolizar esos momentos de una manera que os sea única.

El formato ideal para las fotos es el formato Polaroid. Podéis obtener fotos de este tamaño con una Polaroid o bien tomando fotos con vuestro teléfono y luego imprimiéndolas en formato Polaroid. Podéis usar otros formatos más grandes, pero aseguraos de probarlos primero, ya que las fotos podrían solaparse entre sí.

No sé por dónde va mi camino, pero ando mejor cuando mi mano aprieta la tuya.

1♥ Black is black   ⏱ 30'- 1h

Jugad al escondite a oscuras completas. Vuestro único referente: el oído. Es tarea de quien se esconde hacerse detectable...

Foto recuerdo aquí

2♥ Fly me to the moon   ⏱ ∞

Durante el próximo mes, sorprendeos mutuamente siempre que podáis. ¿Una noche de luna llena? Tomad la mano a vuestra pareja y sacadla fuera para observarla juntos. ¿Una noche tranquila? Poned su canción preferida e invitadla a bailar.

Foto recuerdo aquí

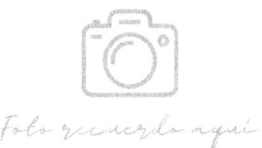
Foto recuerdo aquí

3♥ Chill sin carne 🕐 Un día

Hoy es día de sofá y chill. Sin estrés, solo películas, series y juegos de mesa.

4♥ Misión collar 🕐 3h

Id a recoger conchas y cread dos collares de inmunidad. Luego, cada uno, esconded uno en algún lugar para vuestra media naranja (si no vivís juntos, puede ser la oportunidad de hacer una búsqueda del collar en un parque, por ejemplo). Un collar es un comodín que os permitirá evitar algo que no queráis hacer y solo se puede usar una vez.

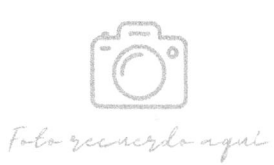
Foto recuerdo aquí

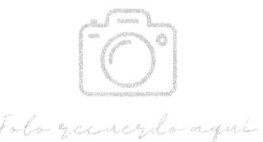

Foto recuerdo aquí

5♥ ¿Políglota? 🕐 1h

Responded cada uno por su lado a las preguntas del test a continuación y luego revelaos la manera en que expresáis y recibís el amor.

https://urlz.fr/og1m

Acceded a las preguntas aquí.

6♥ Love on the rocks 🕐 Una velada

Esta noche es noche de cócteles. Sex on the Beach, Margarita, Moscow Mule, elegid vuestros favoritos. Con un pequeño paraguas decorativo, sabe aún mejor.

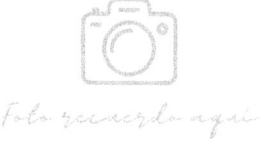

Foto recuerdo aquí

You make my heart smile

7♥ Fever 🕐 1h

El tormento amoroso es un preliminar cuyo objetivo es resistiros al máximo a vuestra pareja. Debéis estar en el estado mental de "huye de mí, te seguiré; sígueme, huiré de ti". El principio es excitar al máximo a vuestra pareja sin dejarla llegar al clímax, y en cuanto desee acercarse a vosotros para satisfacer ese deseo, debéis huir y someteros a esta deliciosa tortura, y así sucesivamente. Intentad resistir el mayor tiempo posible...

8♥ Couple goals 🕐 1-4h

Salid y demostradle afecto al otro. Besos, abrazos, humor; durante toda esta salida, las personas que os crucen deberían pensar: "¡Qué pareja tan encantadora y cómplice!"

Foto recuerdo aquí

9❤ L2 : Sexy   🕐 1h

Haced que vuestra pareja adivine palabras dibujando letras con vuestra lengua sobre su cuerpo.

10❤ Conecta 4   🕐 ∞

Organizad una salida con otra pareja de amigos. Como recuerdo, haceos una foto todos juntos.

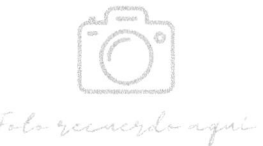

Foto recuerdo aquí

11♥ Complétame   ⏱ 1h

Decidid cada uno por turnos una frase que el otro debe completar por vosotros. Por ejemplo, 'Me encanta cuando...' y vuestra pareja imagina un final en vuestro lugar. Aquí tenéis otros ejemplos: 'Cuando me despierto, me gustaría...', 'Me hacéis reír cuando...', 'Realmente me excito cuando...'.

12♥   En tus ojos   ⏱ 4min

Poned esta música y miraos a los ojos durante 4 minutos sin parar.

https://urlz.fr/kgbh

Aquí tenéis la música.

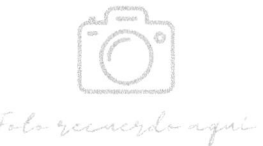

Foto recuerdo aquí

Our Moment...

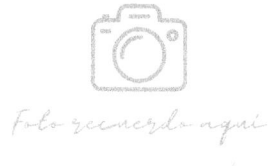

Foto recuerdo aquí

13♥ La curva de tus ojos   ⏱ 1h

Escribid cada uno un poema para el otro.

_____

_____

_____

14♥ One love   ⏱ 1min

Durante una semana, dadle cada noche a vuestra pareja una razón diferente por la cual la amáis.

_____

_____

_____

Foto recuerdo aquí

15♥ Ghost 🕐 30min

Haced un molde de vuestras manos juntas y tomad una foto de vosotros durante el proceso. Colocad el resultado en algún lugar de vuestra casa.

https://urlz.fr/o2u2 ←

Podéis conseguir un kit de moldeo aquí.

16♥ Into the wild 🕐 1-8h

Salid a hacer senderismo.

Foto recuerdo aquí

live
laugh
love

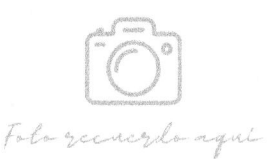

Foto recuerdo aquí

17♥ ¿Artista o título? ⏱ 1h

Poned a prueba vuestros conocimientos sobre los mayores éxitos. Acceded a tests musicales en YouTube y retaos.

_____

_____

_____

18♥ Rincón inexplorado ⏱ 1h

Haced el amor en un lugar que nunca hayáis probado.

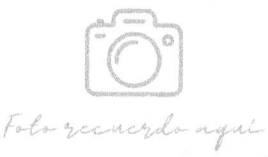

Foto recuerdo aquí

_____

_____

_____

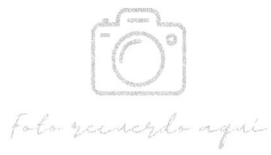

Foto recuerdo aquí

19♥ Dress me 🕐 1h

¡Esta noche, al restaurante! Uno tras otro, después de vendaros los ojos, elegid su ropa. Vestid al otro como siempre habéis soñado verlo vestido.

20♥ Un toque de picante 🕐 1h

Usad un juguete o comida la próxima vez que hagáis el amor.

Foto recuerdo aquí

I love you
to the
moon and
back

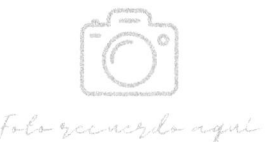

Foto recuerdo aquí

21♥ Caza mi tesoro   🕐 1h

Haced una lista de cinco cualidades de vuestra media naranja y escribidlas en un papel, luego escondedlo en un lugar donde el otro pueda encontrarlo en los próximos días. Una vez encontrados los papeles, ¿por qué no enmarcarlos para hacer una decoración en vuestro cuarto?

22♥ King of dancefloor   🕐 ∞

Aprended a hacer el Moonwalk.

https://urlz.fr/o289

Aquí tenéis un tuto.

Foto recuerdo aquí

Foto recuerdo aquí

23♥ Algo para recordar 🕐 Una noche

Pasad una noche en vela juntos.

24♥ Hot Chef 🕐 2h

¡Noche de cocina! Intentad cocinar de la manera más parecida posible uno de los platos que más habéis disfrutado en una cena en pareja. Búsqueda en internet permitida. ¡Playlist de fondo recomendada, baile desenfrenado obligatorio! Durante la preparación de la comida, haced un selfie bailando.

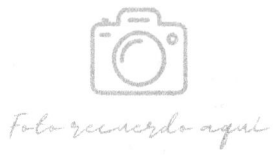

Foto recuerdo aquí

25♥ ¿Tú o yo?   🕐 1h

¿Os conocéis a la perfección? Responded a estas preguntas para descubrirlo.

https://urlz.fr/o2Cc

Aquí tenéis preguntas para realizar este desafío.

26♥ Wishie the pooh   🕐 ∞

Eligid un recipiente en el que colocaréis 52 cheques. Un cheque es una atención, una idea de actividad, una solicitud específica para el otro, etc. Poneos de acuerdo sobre vuestros límites y luego, redactad secretamente 26 cheques cada uno y colocadlos en el recipiente. Una vez a la semana, sacad un cheque al azar y cumplid con su contenido.

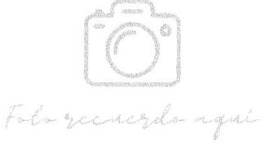

Foto recuerdo aquí

love

27♥ Smells like teen spirit ○ 1h

Id al cine y comportaos como si fuera uno de vuestros primeros encuentros. Eso significa muchos besos con lengua y no prestar mucha atención a la película.

28♥ Eternos ○ ∞

Guardad recuerdos de vuestra relación (fotos, objetos, entradas de cine o conciertos, etc.) en una cápsula del tiempo y enterradla.

https://urlz.fr/o28l ←

Aquí tenéis algunos consejos.

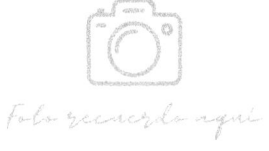

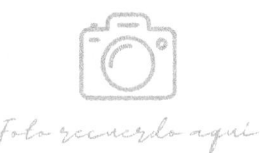

Foto recuerdo aquí

29♥ Magic Mike   🕐 1h

Poned música sensual y, por
turnos, haced un striptease para el
otro. Pero cuidado, está prohibido
tocar al artista.

_____

_____

_____

30♥ I will always love you 🕐 2h

Cread vuestra playlist de pareja
para viajes en coche o noches
románticas.

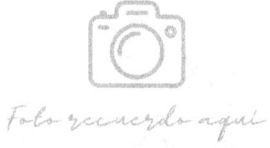

Foto recuerdo aquí

_____

_____

_____

31♥ Jack & Rose ⏱ 20min

Tomad papel y lápiz y dibujad a vuestra media naranja.

Foto recuerdo aquí

32♥ ¡Señor, sí, Señor! ⏱ 48h

Por turnos, debéis decir sí a todo durante 24 horas.

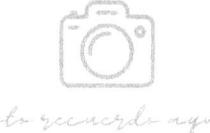

Foto recuerdo aquí

enjoy every moment.

33♥ Glamshoot 🕐 3h

Encontrad un bonito lugar en casa para vuestra sesión de fotos ultra glam. Vestíos con vuestras mejores galas, peinaos y maquillaos si lo deseáis. Colocad vuestro smartphone o cámara en modo temporizador a la altura del pecho sobre un mueble. Divertíos, besaos, poneos caras. Reto: mínimo 100 fotos. Juntos, seleccionad las fotos que más os gusten. Pequeño truco para un resultado aún más glamuroso: ¡el blanco y negro!

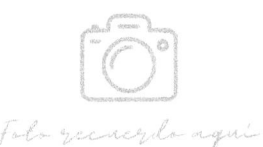

Foto recuerdo aquí

34♥ Vía Láctea 🕐 12h

Dormid bajo las estrellas.

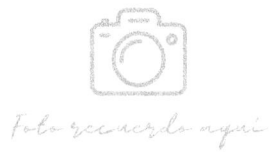

Foto recuerdo aquí

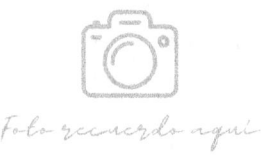
Foto recuerdo aquí

35♥ Saludo único　🕐 1h

Cread vuestro propio saludo
(gestos hechos con la mano, por
ejemplo).

_____

_____

_____

36♥ Cocina con mimo (1)　🕐 2h

Uno de vosotros (sólo uno)
prepara el plato favorito de su
media naranja.

Continuación en el reto 98.

Foto recuerdo aquí

_____

_____

_____

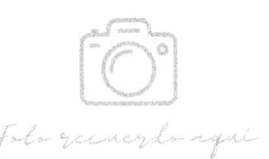

Foto recuerdo aquí

37♥ Zapatilla y braguena ○ 1h

Haced el amor quitándoos la
menor cantidad de ropa posible.

38♥ Coloreando pasiones ○ 1h30

Conseguid pintura adecuada o
alimentos coloridos y entregaos a
una sesión de body painting.

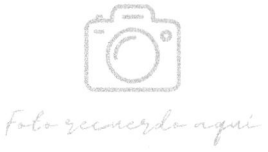

Foto recuerdo aquí

you
are
loved

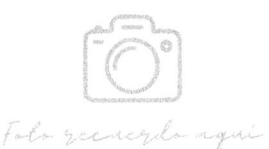

Foto recuerdo aquí

39♥ Duchas melódicas ⏱ 5-10min

Durante una semana, duchaos juntos cada noche. Enjabonaos, abrazaos y divertíos. Por turnos, tomad agua en la boca y tararead para tratar de hacer que el otro adivine canciones con la boca llena. Al final de una ducha, tomad un selfie con agua en la boca.

40♥ Sabores y sutilezas ⏱ 1h30

Haced una degustación de quesos y vinos. Conseguid dos o tres botellas de vino y varios quesos diferentes, pan y, ¿por qué no?, un poco de charcutería.

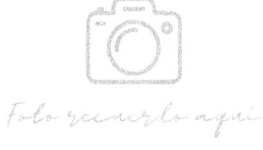

Foto recuerdo aquí

41♥ Lost in translation ◷ 1h

Haced un karaoke en casa o, aún
mejor, en un bar.

Foto recuerdo aquí

42♥ Sorpresa lingüística ◷ ∞

Elegid juntos algunas palabras
difíciles o raras e intentad usarlas
durante una cena, por teléfono,
cuando hagáis un pedido en un
restaurante, etc.

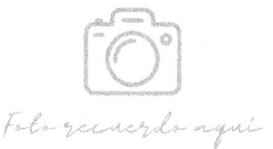

Foto recuerdo aquí

Thinking of You

43♥ ¿Quién de los dos? (1) ⏱ Una velada

Uno de vosotros (solo uno) organiza una noche sorpresa para su pareja.

Para saber quién ha tenido la idea más original, dirígete al reto 59.

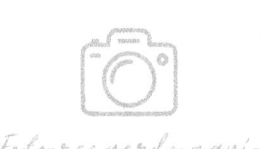

Foto recuerdo aquí

44♥ Singing in the fuente ⏱ 15min

Bailad en una fuente pública o en chorros de agua en una cálida noche de verano.

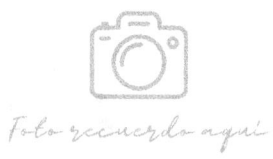

Foto recuerdo aquí

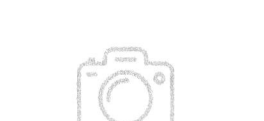

Foto recuerdo aquí

45♥ Blindkiss   ○ 5min

Vendaos los ojos y atad vuestras manos detrás de la espalda. Colocaos en extremos opuestos de una habitación. Luego, caminad el uno hacia el otro e intentad besaros en los labios.

46♥ Risas en pareja ○ 1h30

Mirad un monólogo juntos. ¡En un teatro o en vuestro sofá!

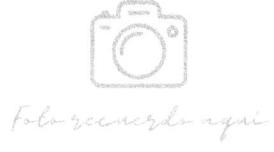

Foto recuerdo aquí

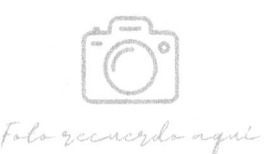

Foto recuerdo aquí

47♥ Nostalgia   ⏱ 4h

Esta noche, mostrad a vuestra
pareja las películas y dibujos
animados que marcaron vuestras
infancias.

_____
_____
_____

48♥ Midnight pleasure   ⏱ 10min-1h

Dad un baño a medianoche.
Cuando el sol se haya puesto,
bañaos en el mar o en un océano.
Inmortalizad el momento con un
dispositivo impermeable.

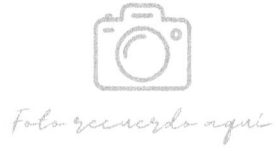

Foto recuerdo aquí

_____
_____
_____

Hey you!

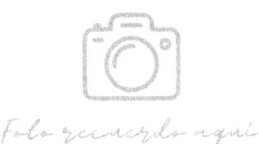
Foto recuerdo aquí

49♥ Juego de sentidos (1) ⏱ 1h

Para uno de vosotros solamente: venda los ojos de vuestra pareja y haz que adivine partes de tu cuerpo usando su lengua y los otros 4 sentidos.

Parte 2 en el reto 83.

_____

_____

_____

50♥ Conexión sin fronteras ⏱ ∞

La Karezza consiste en un abrazo prolongado en el que las parejas están desnudas y se acomodan mutuamente, acariciándose por el vientre, el interior de los muslos, a lo largo de los brazos, la boca... Es un momento de entrega total y de sensualidad. El objetivo no es alcanzar el orgasmo.

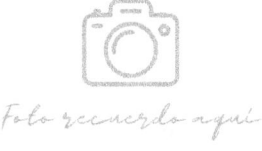
Foto recuerdo aquí

_____

_____

_____

Foto recuerdo aquí

51♥ De por vida   ⏱ 1h

Redactad vuestra lista de deseos como pareja. Las 100 cosas que queréis hacer juntos antes de morir.

52♥ Sobre la manta ⏱ 3h

Organizad un picnic sólo los dos.

Foto recuerdo aquí

You are my world

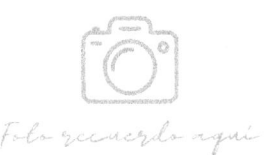

Foto recuerdo aquí

53♥ First date 🕐 ∞

Recread vuestra primera cita en las mismas condiciones.

54♥ Less is more 🕐 Una velada

Salid por separado con vuestros amigos en la misma noche. Vuestra misión: mandar un máximo de 2 textos a vuestra pareja.

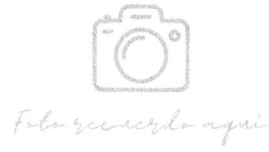

Foto recuerdo aquí

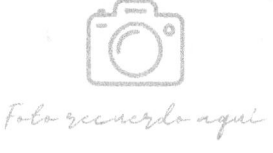
Foto recuerdo aquí

55♥ Semana positiva ⏱ Una semana

Durante una semana, nada de críticas, solo elogios.

56♥ Exploración amorosa ⏱ ∞

Haced el amor en todas las habitaciones de vuestro nido de amor.

Besos

57♥ Desvísteme (1) 🕐 ∞

Despacito, uno de vosotros desvestirá al otro y descubrirá cada parte de su cuerpo como si fuera la primera vez, explorándolo lentamente de la manera que más le agrade.

Parte 2 en el reto 88.

_____
_____
_____

58♥ Tú+yo 🕐 1h

Escribid una canción sobre vuestra relación. Una estrofa cada uno y el estribillo juntos.

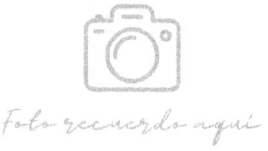

_____
_____
_____

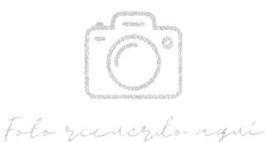

Foto recuerdo aquí

59♥ ¿Quién de los dos? (2) 🕐 Una velada

La persona qu no preparó una noche sorpresa para su pareja en el reto 43, lo hace aquí.

Al final de este reto, votad por quién tuvo la idea más original.

_____

_____

_____

60♥ David Copperfield 🕐 2h

Gracias a vídeos de YouTube, aprended cada uno dos trucos de magia y probadlos con vuestra pareja.

La persona que logre los trucos más impresionantes ganará el derecho de no preparar el reto 87. Anotad el nombre del perdedor en el espacio 87.

_____

_____

_____

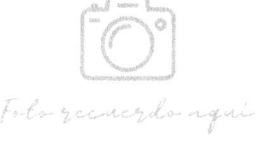

Foto recuerdo aquí

You'll be
in my
heart

61♥ Tesoros del bosque ⏲ 2h

Id a recoger flores silvestres en el bosque (o setas si sois conocedores).

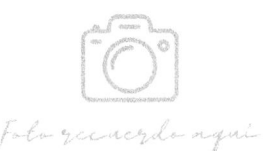

Foto recuerdo aquí

62♥ Romance casero ⏲ 1h30-2h

Extended mantas en el suelo de vuestro salón, algunas velas aquí y allá. Este será el escenario de vuestra próxima cena.

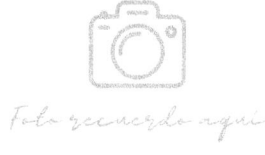

Foto recuerdo aquí

63♥ Mr and Mrs Pacman 🕐 1h

Acudid a un salón arcade. No importa a qué juegos juguéis, ella persona que pierda en la suma total de las partidas estará a las órdenes del otro durante todo el día/noche.

Foto recuerdo aquí

64♥ Delicadeza 🕐 1h

Dad un masaje sensual a vuestra pareja.

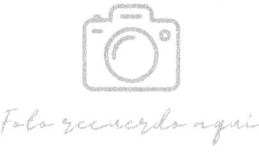

Foto recuerdo aquí

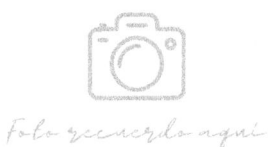

Foto recuerdo aquí

65♥ Sunset lovers ⏱ 30min

Dirigíos a un lugar agradable para ver una puesta de sol juntos.

66♥ Ice ice baby ⏱ 1h

Id a la pista de patinaje.

Foto recuerdo aquí

amor

67♥ Séptimo cielo 🕐 1h

Probad al menos 7 posiciones
sexuales del Kamasutra.

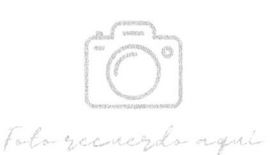

Foto recuerdo aquí

68♥ Pizza Y.o.l.o 🕐 1h-2h

Cread vuestra propia receta de
pizza y cocinadla.

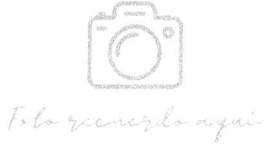

Foto recuerdo aquí

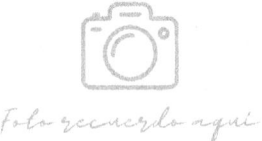
Foto recuerdo aquí

69♥ Héroes del sueño   🕐 1h

Planificad de manera ficticia (o no) vuestro viaje soñado juntos, un destino que siempre hayáis querido descubrir, el hotel que os hará saltar de emoción, los restaurantes que os harán la boca agua. ¡Presupuesto ilimitado!

_____
_____
_____

70♥ Adivina qué llevo puesto 🕐 ∞

¿Quién escribirá el mensaje más hot esta semana?

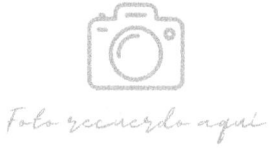
Foto recuerdo aquí

_____
_____
_____

you are
wonderful

Foto recuerdo aquí

71♥ Pleased to meet you ⏱ 2h

Imaginad a dos extraños que se encuentran en el bar de un hotel elegante. Eso es en lo que os convertiréis durante este reto donde la seducción será clave.

Nuestra recomendación: interpretad roles de personas que no sois, no hay límites…

_____

_____

_____

72♥ Prehistoria ⏱ 48h

Pasad todo un fin de semana sin teléfono ni redes sociales.

_____

_____

_____

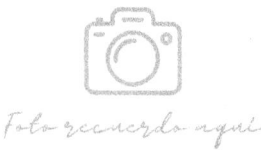

Foto recuerdo aquí

73♥ Wet kiss   🕐 5min

Haced una foto besándoos bajo el agua.

74♥ ¡Bingo!   🕐 2h

Participad en un bingo en vuestra localidad o en una vecina.

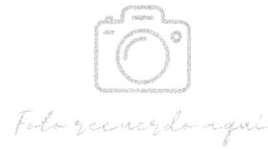

xoxo

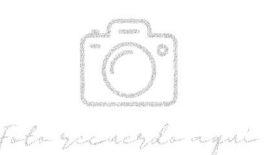

Foto recuerdo aquí

75♥ Roadtrip ⏱ Un día - ∞

Tomad el coche y visitad vuestra región cantando todas vuestras canciones favoritas.

76♥ Niños grandes ⏱ 15min

Haced una pelea de bolas de nieve.
¡Que gane el mejor!

Foto recuerdo aquí

Foto recuerdo aquí

Asistid a un concierto (de pago o gratuito).

_____

_____

_____

_____

78♥ **Si fueras...** 🕐 30min

Realizad el 'Si fueras...' de vuestra media naranja y justificad vuestras elecciones.
¿Si fueras un animal? Serías ...
¿Si fueras uno de los cinco sentidos?
¿Si fueras un instrumento musical?
¿Si fueras un personaje de serie de televisión?
¿Si fueras un alimento?

_____

_____

_____

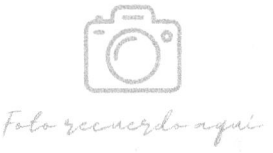

Foto recuerdo aquí

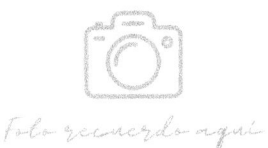

Foto recuerdo aquí

79♥ A ciegas   🕐 30min

Preparad alimentos en pequeños recipientes y dejad que el otro intente adivinar qué son con los ojos vendados.

_____

_____

_____

80♥ Baile de...   🕐 ∞

Inventad vuestros propios bailes. Cuanto menos técnica tengáis, mejor será.

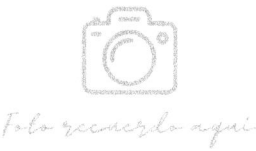

Foto recuerdo aquí

_____

_____

_____

you make my heart melt !

81♥ _____ 🕐 ___

Uno de vosotros crea su propio
reto y lo anota a continuación.

Foto recuerdo aquí

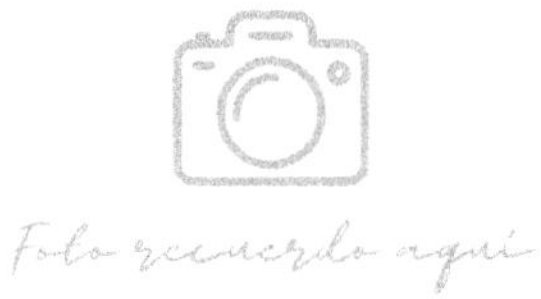

82♥ _____ 🕐 ___

Uno de vosotros crea su propio
reto y lo anota a continuación.

Foto recuerdo aquí

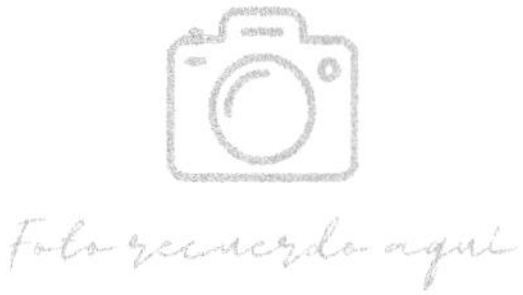

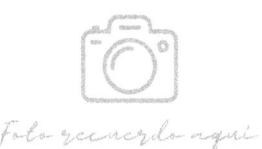

Foto recuerdo aquí

83♥ Juego de sentidos (2) 🕐 1h

La persona que no tuvo los ojos vendados por su pareja en el reto 49 lo hace ahora aquí.

Para el otro: hazle adivinar partes de tu cuerpo con su lengua y sus otros 4 sentidos.

_____

_____

_____

84♥ Realmente amor 🕐 15min-1h

¿Una lluvia repentina? Salid a caminar 10 minutos de la mano y, sobre todo, prohibido llevar paraguas. Besaos, amaos y regresad empapados.

Foto recuerdo aquí

_____

_____

_____

85♥ De mentira ⏱ 1h

Cread una broma para hacer a la familia y/o a vuestros amigos.

Foto recuerdo aquí

86♥ Hot ⏱ 1h

Leed un relato erótico (una página cada uno).

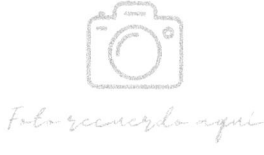

Foto recuerdo aquí

All you
need
is
Me ♡

Foto recuerdo aquí

87♥ Almohada y cruasán ⏱ 1h

Tomad el desayuno en la cama
preparado por la persona cuyo
nombre está indicado a
continuación.

Perdedor del reto 60:

_____

_____

_____

88♥ Desvísteme (2) ⏱ ∞

La persona que no desvistió a su
pareja en el reto 57 lo hace aquí:
muy suavemente, uno de vosotros
desvestirá al otro y descubrirá
cada parte de su cuerpo como si
fuera la primera vez, explorándolo
lentamente de la manera que más
le guste.

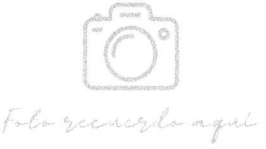

Foto recuerdo aquí

_____

_____

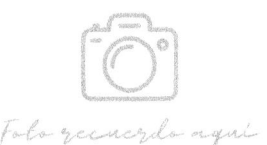

Foto recuerdo aquí

89♥ Los Soprano ○ 1h

Esta noche, prepararéis la cena los dos y todo lo que queráis decir, deberéis decirlo cantando. Si por ejemplo, queréis decir "habría que quitar la cacerola del fuego y cortar las zanahorias", tendréis que expresarlo cantando. Cuanto más locuras hagáis, mejor será.

_____

_____

_____

90♥ Juegos prohibidos ○ ∞

Excitaos en un momento inapropiado. Acariciaos discretamente en un restaurante o en una fiesta con amigos, por ejemplo.

Foto recuerdo aquí

_____

_____

_____

Foto recuerdo aquí

91♥ Cartas apasionadas ⊙ 1h

Cread un juego de búsqueda del tesoro en casa para vuestra pareja, escondiendo pequeños mensajes cariñosos. ¿Por qué no añadirle un toque picante con acertijos? El último mensaje que se encuentre debe ser memorable...

92♥ ¡Camina, Forrest! ⊙ 1h30

Dad un paseo por el bosque.

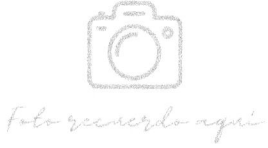

Foto recuerdo aquí

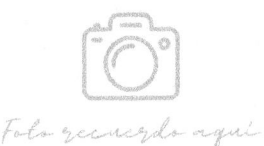

Foto recuerdo aquí

93♥ Tell me more 🕐 Una semana

Elogiad a vuestra pareja siempre que podáis, y hacedlo durante una semana entera.

94♥ Love test 🕐 20min

¿Listos/as para descubrir cosas sobre vuestra media naranja que ni siquiera habíais imaginado?

https://urlz.fr/o2bT

Acceded a las preguntas aquí.

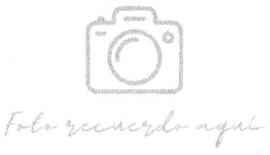

Foto recuerdo aquí

kiss me

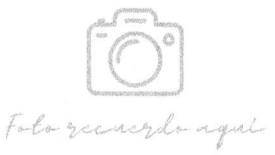

Foto recuerdo aquí

95♥ Mis labios   🕐 30min

Cada uno por su turno, poneos unos auriculares con música a un volumen alto e intentad leer los labios de vuestra pareja. Adivinad las palabras que él/ella intenta hacer adivinar.

_____

_____

_____

96♥ Beautiful Liar   🕐 1h

Cada uno por su turno, contad tres historias. Solo una debe ser verdadera y las otras dos inventadas. El otro deberá adivinar cuál es la verdadera entre las tres.

Foto recuerdo aquí

_____

_____

_____

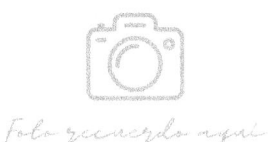

Foto recuerdo aquí

97♥ Gift me love   🕐 ∞

Regalaos algo sin que sea un cumpleaños o una ocasión especial, simplemente para hacer feliz a vuestra pareja. Puede ser algo hecho a mano y no necesariamente tenéis que gastar dinero.

98♥ Cocina con mimo (2)   🕐 2h

Uno de vosotros (sólo uno) prepara el plato favorito de su media naranja.

Primera parte: reto 36.

Foto recuerdo aquí

Foto recuerdo aquí

99♥ Memories   ⏱ Una velada

Organizad una velada de relax y revisad todos los recuerdos de vuestro amor: fotos, vídeos, cartas de amor, recuerdos de viajes, vuestros primeros mensajes, etc.

_____

_____

_____

100♥ Elogio de la lentitud   ⏱ 2h

Probad el slow sex, el arte de tomarse su tiempo, con plena consciencia, para hacer el amor. Sentid cada caricia plenamente, disfrutad del aroma de vuestra pareja, descubrid nuevos lugares de su cuerpo, observad su suavidad, su redondez, su firmeza...

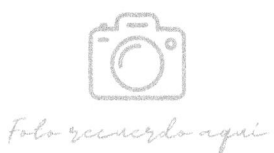

Foto recuerdo aquí

_____

_____

_____

together
forever
♥

101♥ Gratitud Eterna 🕐 1min

Tomad 1 minuto para dejarnos un comentario sobre vuestra experiencia con 'Nuestros Retos en Pareja'. Como autores independientes, esto nos es de gran ayuda y tendréis nuestro agradecimiento eterno x infinito.

https://amzn.to/3u5oVtW

Acceso rápido aquí.